Hasnain Sabih Nayak

Drishti Mela

Hasnain Sabih Nayak

Drishti Mela

Um pacote composto e participativo de BCC na redução da cegueira infantil

ScienciaScripts

Imprint

Any brand names and product names mentioned in this book are subject to trademark, brand or patent protection and are trademarks or registered trademarks of their respective holders. The use of brand names, product names, common names, trade names, product descriptions etc. even without a particular marking in this work is in no way to be construed to mean that such names may be regarded as unrestricted in respect of trademark and brand protection legislation and could thus be used by anyone.

Cover image: www.ingimage.com

This book is a translation from the original published under ISBN 978-620-2-31693-4.

Publisher:
Sciencia Scripts
is a trademark of
Dodo Books Indian Ocean Ltd. and OmniScriptum S.R.L publishing group

120 High Road, East Finchley, London, N2 9ED, United Kingdom
Str. Armeneasca 28/1, office 1, Chisinau MD-2012, Republic of Moldova, Europe
Printed at: see last page
ISBN: 978-620-7-97659-1

ÍNDICE DE CONTEÚDOS

AGRADECIMENTOS

Estou grata à autoridade do Programa MPH da Independent University, Bangladesh (IUB) por ter aprovado este estudo por mim proposto. Gostaria de expressar os meus sinceros agradecimentos ao Dr. S. E. Habib, o meu supervisor, pelo seu apoio constante na conceção do estudo e pelos seus valiosos contributos para o mesmo.

Gostaria também de agradecer à direção de Toitomboor, o mês infantil e juvenil, que deu origem ao "Drishti Mela" - o tema do presente estudo, por todo o seu apoio em termos de literatura, materiais impressos, recortes de imprensa e outra logística.

Gostaria de exprimir o meu sincero agradecimento a Kazi Khurshed Ahmed, Shamim Asraf e Kamrul Ahsan Ripon, os dois responsáveis pela recolha de dados, que se esforçaram muito no inquérito telefónico para que este estudo fosse um êxito.

Os meus mais sinceros agradecimentos a todos os inquiridos do inquérito telefónico e às organizações locais que participaram num inquérito por questionário por partilharem os seus conhecimentos e opiniões em relação aos objectivos do estudo.

Sinto-me em dívida para com as delegações nacionais de duas grandes organizações internacionais de cuidados oftalmológicos, a ORBIS International e a Sightsavers International, por terem partilhado as suas experiências comigo.

Agradeço com gratidão o encorajamento e o apreço que recebi dos meus colegas do MPH.

Nobuhiro Maruchi, Presidente do Departamento de Saúde Pública da Faculdade de Medicina da Universidade de Shinshu, Nagano, Japão, que me incutiu a ideia de fazer algo no domínio da saúde pública, em 1998; o Sr. M. Jalaluddin Khan, o Diretor-Geral da Saúde Pública do país, que me ajudou a encontrar uma solução para o problema da saúde pública.

Representante da Sightsavers International no Bangladesh, nos anos 90, que me fez interessar pela cegueira infantil; e o Dr. Tanvir Ahmed Khan, atualmente secretário da Universidade Independente do Bangladesh (IUB), a conselho de quem entrei para a IUB, o que me levou a prosseguir os estudos no âmbito do programa MPH.

Por último, mas não menos importante, agradeço o apoio incondicional de todos os membros da minha família que sempre me apoiaram, mesmo nas horas mais difíceis.

Hasnain Sabih Nayak
agosto, 2008

RESUMO

Ao longo dos anos, o Bangladesh tem vindo a melhorar notavelmente as suas instalações de saúde. No entanto, a saúde ocular infantil ou a saúde ocular primária não se tornou uma parte dos cuidados de saúde primários no âmbito dos sistemas nacionais de saúde. O Bangladesh tem cerca de 40.000 crianças cegas. Um nível mais elevado de consciencialização dos decisores políticos e da população em geral é uma necessidade imperiosa para proteger o país de uma nova catástrofe. Desde 2004, Toitomboor, uma revista infantil e juvenil do Bangladesh, tem vindo a promover a questão da cegueira infantil através de um evento único denominado "Drishti Mela" (Feira da Visão em bangla), em conformidade com a campanha global VISÃO 2020 para a eliminação da cegueira evitável. As intervenções de sensibilização da comunidade enfrentam diferentes desafios em todo o mundo. A Drishti Mela teve um crescimento e uma formação orgânicos. Começando na capital, Dhaka, em 2004, foi experimentado em 18 distritos do país em 2007.

Esta dissertação analisa os resultados do Drishti Mela como um pacote composto e participativo de BCC implementado de 2004 a 2007. A análise do Drishti Mela clarifica o processo e as influências dos factores socioeconómicos, culturais, religiosos e de deficiência no processo, bem como as actividades que conduzem à compreensão social e a possíveis resultados em termos de saúde. O estudo envolve um método misto, ou seja, uma combinação de análises qualitativas e quantitativas para as quais foram utilizadas diferentes técnicas de recolha de dados, por exemplo, entrevista presencial, entrevista telefónica, inquérito por questionário, etc. A dissertação tem por objetivo avaliar e recomendar, caso se considere positivo, a relação custo-eficácia, a natureza participativa e as caraterísticas de capacitação social do Drishti Mela como um pacote de BCC e de parcerias de diferentes partes para implementar o pacote.

CAPÍTULO 1

1. INTRODUÇÃO

1.1 Antecedentes

Cerca de 1,4 milhões de crianças com menos de 16 anos de idade, num total de 37 milhões de pessoas cegas em todo o mundo, são cegas. A grande maioria dos casos de cegueira infantil ocorre antes dos cinco anos de idade - período em que 75 por cento da aprendizagem é feita através da visão. i

Nos países em vias de desenvolvimento como o Bangladesh, a cegueira é um grande estigma. Priva as crianças de serem um membro ativo da comunidade, exclui-as frequentemente da educação e condena-as a uma vida de sofrimento e mesmo a uma morte prematura. Sem qualquer intervenção, as crianças cegas correm um elevado risco de morte. Mais de metade das crianças que ficam cegas morrem no espaço de um ou dois anos.

Um estudo realizado a nível nacional pelo International Centre for Eye Health (ICEH), no Reino Unido, e pela Child Sight Foundation (CSF) revelou que cerca de 40 000 crianças são cegas no Bangladesh. Dois terços das crianças cegas perderam a visão devido a doenças que poderiam ter sido evitadas ou a doenças às quais a cirurgia poderia restituir a visão. Outros estudos sugerem que há quase 10.000 crianças com algum grau de deficiência visual em cada milhão de habitantes, e a maioria delas só precisa de óculos para voltar a ver claramente.ii

Existem vários factores transversais que contribuem para a cegueira infantil.

i. Falta de informação - A informação sobre a saúde ocular infantil e a prestação de serviços não tem sido divulgada em grande escala

ii. Falta de conhecimento - Devido à ausência de informação necessária, a maior parte das vezes as pessoas não conseguem reunir conhecimentos e não sabem como proceder em caso de necessidade

iii. Proximidade - A distância do local de prestação de serviços continua sempre a ser uma questão, uma vez que uma distância maior implica custos mais elevados

iv. Restrição económica - Este é um dos principais factores que impede o acesso aos serviços disponíveis. Além disso, o custo do tratamento da catarata nas crianças é muito mais elevado do que nos adultos.

v. Analfabetismo, falta de educação e falta de hábito de leitura - Muitas vezes, as informações relacionadas com os serviços de cuidados oftalmológicos são distribuídas em formulários impressos que os pais das crianças não conseguem ler porque são analfabetos. Mesmo que consigam ler, não conseguem perceber o significado devido à falta de educação de nível básico para compreender as questões. Além disso, devido à falta de hábito de leitura, a maioria dos materiais impressos com letras passa despercebida, e as mensagens não chegam às pessoas que mais precisam delas.

vi. Crença incorrecta - A construção cultural da crença, por exemplo, o problema da cegueira é considerado uma maldição de Deus e, por isso, chegou a um ponto sem retorno, o que leva a uma desistência total, tornando a criança um fardo ainda pior.

vii. Falta de consciência do seu papel no processo - A síndroma de dependência prevalece na comunidade, no sentido em que muitas vezes pensam que não têm qualquer papel no processo de manutenção de uma boa saúde ocular, e que tudo o que tem de ser feito, tem de ser feito pelos médicos. Que têm de dar o primeiro passo com uma motivação de auto-cuidado muito raramente vista na comunidade.

viii. Tratamento incorreto - Há inúmeros casos de cegueira que foram causados por um tratamento incorreto.

ix. Intervenções não científicas - Por vezes, as pessoas refugiam-se na cura pela fé e nos curandeiros tradicionais, o que leva a um atraso no tratamento, resultando em infecções e, muito frequentemente, em cegueira absoluta.

De acordo com a Sightsavers International, existem várias razões pelas quais a cegueira infantil deve ser uma prioridade: a) estima-se que existam 500.000 novos casos de cegueira infantil por ano - cerca de um por minuto, b) a cegueira infantil é muitas vezes evitável se as comunidades e os pais tomarem consciência das causas, c) sem uma intervenção precoce para a cegueira causada por cataratas, as crianças podem ficar cegas permanentemente, d) as condições de cegueira aumentam a mortalidade infantil - 50% das crianças que ficam cegas morrem no espaço de dois anos, e) 90% das crianças cegas não vão à escola, e f) a eliminação da cegueira infantil levará a uma maior redução do número de "anos de cegueira" vividos pelos adultos.[iii]

Tendo em conta o cenário acima descrito, a Toitomboor, principalmente uma revista mensal para crianças e jovens, manifestou a sua solidariedade com a campanha global Visão 2020 para eliminar a cegueira evitável em 2002 e começou a tomar diferentes iniciativas para aumentar o nível de sensibilização das partes interessadas no que diz respeito aos cuidados de saúde ocular das crianças. A revista tinha os seguintes objectivos

a. Sensibilizar as crianças para a saúde dos olhos através de uma abordagem de auto-cuidado
b. Fornecer informações sobre as instalações de testes oftalmológicos e os prestadores de serviços de cuidados oftalmológicos c. Incutir o VOLUNTARISMO entre os jovens, de acordo com o segmento de Autocuidado do Modelo de Prestação de Serviços da OMS.[iv]

Em outubro de 2002, Toitomboor começou a publicar uma secção regular "VISÃO 2020" na revista Toitomboor com artigos sobre Mensagens de Cuidados com os Olhos, Cegueira e Cegueira   Infantil   no Bangladesh, Organizações que trabalham com a cegueira no Bangladesh, Esboço da vida de pessoas como Helen Keller, Sir John Wilson, Louis Braille, James Thurber, etc. e Entrevistas de pessoas que trabalham com a cegueira, por exemplo Monsur Ahmed Choudhuri, etc. Também tentou concetualizar um Grupo de Autocuidado Voluntário chamado VVC (Vision 2020 Volunteer Corps), juntamente com o incentivo ao Apoio à Declaração Global da VISÃO 2020, um inquérito piloto aos leitores sobre a última vez que consultaram um Especialista da Visão, enviando cartas às escolas a promover a Visão 2020.[v]
Em 2003, a Toitomboor lançou o Concurso para Crianças TOITOMBOOR Visão 2020 (TVCC), um concurso nacional realizado todos os anos nas áreas de desenho, redação e revista de parede para crianças com menos de 16 anos em diferentes grupos, incluindo grupos especiais para deficientes. No mesmo ano, organizou uma cerimónia de entrega do grande prémio do concurso, em comemoração do Dia Mundial da Visão, que contou com a participação de um vasto leque de pessoas.

Este facto inspirou Toitomboor a organizar um Drishti Mela (Feira da Visão), o primeiro do seu género, em 2004, que gerou um grande interesse em todos os interessados, apesar de ter sido um início modesto. O Drishti Mela realizou-se também em 2005. Em 2006, realizou-se nas sedes das nossas divisões, ou seja, Daca, Chittagong, Rajshahi e Khulna. Depois, em 2007, realizou-se em 19 locais em 18 distritos. Anteriormente, a questão dos cuidados oftalmológicos permanecia no domínio dos oftalmologistas, dos hospitais, das ONG e dos doadores que trabalhavam na área dos cuidados oftalmológicos. O principal objetivo desta feira era sensibilizar as crianças, as suas famílias e a população em geral para o facto de se tratar de uma questão pública e de todas as pessoas terem um papel a desempenhar na manutenção de bons olhos e, consequentemente, de uma vida ativa e digna.

1.2 Fundamentação do estudo

Na maioria dos casos de observação de dias internacionais, as actividades limitam-se a seminários, reuniões, comícios, suplementos de jornais e, normalmente, a uma cobertura televisiva muito breve após o evento. Muito poucas pessoas, à exceção das que estão diretamente relacionadas com a questão ou com o organizador, participam nesses eventos e muito pouco do conteúdo é interiorizado ou retido. A maioria dos eventos não consegue criar qualquer impacto na vida das pessoas depois de terminados.

As intervenções de sensibilização da comunidade enfrentam diferentes desafios em todo o mundo. Observa-se que as comunidades poderiam desempenhar papéis mais consistentes e positivos no que respeita a quaisquer intervenções de sensibilização ou programas de prevenção se fosse possível colmatar o fosso entre os "peritos" e as "comunidades". Há vários factores que contribuem para este fosso e impedem a divulgação de informação entre as comunidades.

Em primeiro lugar, os programas de prevenção complexos e de alta qualidade, baseados em processos que exigem uma quantidade significativa de conhecimentos e competências, não podem ser adoptados pelas comunidades. Os diferentes factores e etapas, por exemplo, a avaliação das necessidades, a definição de metas e objectivos e o desenvolvimento de um programa contextual adequado de acordo com os recursos disponíveis, o planeamento, a implementação, a avaliação e a manutenção dos programas, etc., ultrapassam muitas vezes as capacidades de gestão das comunidades.

Em segundo lugar, os factores do sistema (por exemplo, diferenças entre investigadores e profissionais nas suas orientações teóricas e formação, falta de coordenação entre diferentes agências e sistemas e falta de disponibilidade da comunidade para adotar e manter estratégias baseadas em provas) podem impedir esforços de prevenção de qualidade.

Em terceiro lugar, a falta de recursos financeiros e técnicos pode constituir um obstáculo à sua adoção e aplicação.

Por último, as comunidades enfrentam o desafio de adaptar os programas de prevenção ao seu próprio contexto, o que é frequentemente complicado pela falta de atenção dada às questões de divulgação por muitos planeadores/desenvolvedores de programas e pelas tentativas de implementar "melhores práticas", sem considerar a generalização. Neste caso, o "como" torna-se mais importante do que o "o quê", o "processo" do que os "resultados" ou os "meios" do que o "fim". No final, como os programas não conseguem atribuir qualquer sentido de pertença às comunidades, as comunidades também não reconhecem os programas como seus, tornando a sustentabilidade uma grande questão.

Se o estudo mostrar que o Drishti Mela funcionou bem, então poderá valer a pena promover o evento para uma cobertura mais alargada e com maior frequência. Pode até ser um exemplo para as organizações que trabalham em diferentes questões sociais ou de saúde em países com poucos recursos, como o Bangladesh.

1.3   Objectivos do estudo

Os objectivos do estudo são os seguintes:

1) Examinar se o Drishti Mela pode aumentar os conhecimentos corretos, dissipar interpretações erradas ou crenças erradas e mudar a atitude das pessoas em relação à cegueira infantil.

2) Avaliar se o Drishti Mela é facilmente reproduzível, eficaz em termos de custos, participativo e capacitante.

1.4   As questões de investigação

1. Qual é a relação entre a idade e o nível de conhecimentos dos participantes?

2. Qual é a relação entre o nível de educação e o nível de conhecimentos dos participantes?

3. Qual é a extensão do Drishti Mela no que respeita à distância ou à proximidade?

4. Quais foram os itens que tiveram maior participação?

5. Quais são os itens mais apreciados pelo público?

6. Quais foram os modos de participação do público?

7. Qual é a perceção do Organizador Local versus a perceção dos Participantes relativamente à participação?

8. Qual foi o grau de cooperação ou participação das organizações locais?

9. Como é que os meios de comunicação social foram envolvidos?

10. Quais são os aspectos a melhorar?

1.5 Revisão da literatura

Modelo de difusão das inovações na saúde

Embora existam muitas informações e dados disponíveis em diferentes fontes sobre materiais de BCC relacionados com a saúde, não há quase nada relacionado com a cegueira infantil, para além de materiais sobre um evento como o Drishti Mela. No entanto, as pesquisas efectuadas resultaram na descoberta das modalidades do Drishti Mela, o que foi coincidente, uma vez que os organizadores nunca tinham encontrado o quadro teórico do Modelo de Difusão de Inovações em Saúde, seguindo implicitamente as diferentes fases do Modelo de Difusão de Inovações em Saúde em diferentes graus. De acordo com Susan C. Scrimshaw, "O Modelo de Difusão das Inovações em Saúde propõe que a comunicação é essencial para a mudança social e que a difusão é o processo pelo qual uma inovação é comunicada através de determinados canais ao longo do tempo entre os membros de um sistema social (Rogers, 1983; Rogers & Shoemaker, 1972). Uma inovação é uma ideia, prática, serviço ou outro objeto que é percebido como novo por um indivíduo ou grupo.

Idealmente, o desenvolvimento de uma estratégia de difusão para um objetivo específico de mudança de comportamento em matéria de saúde passará por seis fases:

1. Reconhecimento de um problema ou necessidade

2. Realização de investigação fundamental e aplicada para resolver o problema específico

3. Desenvolvimento de estratégias e de materiais que traduzam o conceito inovador numa

forma que vá ao encontro das necessidades da população-alvo

4. Comercialização da inovação, que envolverá esforços de produção, marketing e distribuição

5. Difusão e adoção da inovação

6. Consequências associadas à adoção da inovação"

A facilidade de incorporação de uma inovação nos regimes de saúde existentes também afecta as taxas de difusão. O sal iodado é uma forma mais fácil de garantir que as pessoas estão a receber iodo do que um comprimido de iodo, porque a utilização de sal já é um hábito. As inovações no domínio da saúde também têm mais probabilidades de serem adoptadas rapidamente e por um maior número de indivíduos se a própria inovação puder ser facilmente comunicada.

Uma questão importante sobre a comunicação para efeitos de educação e promoção da saúde é o facto de os meios de comunicação de massas e os canais de comunicação interpessoal terem de ser utilizados em conjunto. A aplicação simultânea ou complementar de ambos os métodos reveste-se de particular importância nos países em desenvolvimento, especialmente nas comunidades rurais. Os meios de comunicação social transmitem informações a uma grande população para aumentar os conhecimentos, ao passo que os contactos interpessoais também são necessários para persuadir as pessoas a adoptarem novos comportamentos.

O Modelo de Difusão de Inovações em Saúde coloca a ênfase nos processos e determinantes da adoção de um novo comportamento. Não ajuda muito a compreender ou explicar a manutenção da mudança de comportamento. No entanto, é importante verificar se um novo comportamento está a ser adotado de forma adequada, consistente ou mesmo total, e se requer mudanças permanentes ou a longo prazo.

Abordagens de criança para criança

A higiene e a educação física estão a tornar-se parte do currículo e os programas de Ciências e Estudos Sociais começaram a conter tópicos essenciais de saúde, por exemplo, poluição, drogas (incluindo o tabaco) e VIH/SIDA. A experiência adquirida com a utilização de abordagens Criança-a-Criança reforça a constatação de Jean Piaget (1896-1980) de que as crianças aprendem melhor através de actividades, especialmente quando estão envolvidas na sua conceção e criação. As crianças estão bem conscientes dos problemas de saúde na sua comunidade e encontrarão métodos inovadores para comunicar informação sobre saúde aos seus pares, família e comunidade. As crianças nos últimos anos do ensino primário são entusiastas, especialmente quando há um elemento de diversão nas suas actividades.

Tal como referido anteriormente, para este fim, Toitomboor refugiou-se no edutainment infotainment como abordagens de aprendizagem ativa na condução do Drishti Mela. Para além destas, também utilizou a abordagem Criança-a-Criança para desenvolver o conceito de voluntarismo. A abordagem Criança-a-Criança foi desenvolvida, em maior ou menor grau, em mais de 60 países e é frequentemente citada em documentos curriculares nacionais de países como a Índia, a Zâmbia e muitos outros.

Inclusão estruturada e formalizada das partes interessadas no processo

Muitas crianças tendem a temer os enfermeiros/médicos porque, de alguma forma, lhes causam dor com as injecções. Existem escolas primárias em quase todas as aldeias ou bairros de lata do país. Os professores podem nem sempre estar bem treinados no método de comunicação, mas são geralmente membros influentes e respeitados da comunidade. Através das crianças das suas escolas, podem entrar em contacto com a maioria das famílias das suas comunidades. Os professores têm uma forte influência e, portanto, são as pessoas certas para divulgar qualquer informação às crianças que, por sua vez, a transmitirão aos seus pais e familiares. Além disso, a maioria dos pais das zonas rurais são analfabetos e confiam certamente nos seus filhos para lhes lerem cartas ou jornais e ouvirem o que estas crianças trazem da escola.

De acordo com os médicos MBBS e mesmo com alguns médicos das aldeias entrevistados, devido à falta de sensibilização, conhecimento e educação, as famílias pobres, em particular as mães, demoram a procurar cuidados atempados e trazem frequentemente os seus filhos quando estes se encontram em estado grave e crítico.

Para além dos professores da escola, as mães também devem ser incluídas como partes interessadas. Particularmente no caso da cegueira infantil, uma mãe consciente, informada e educada pode desempenhar um papel muito importante na identificação de problemas oculares no seu filho.

Replicabilidade para aumentar a escala

A replicabilidade continua a ser uma questão importante para a expansão de qualquer atividade e o Drishti Mela não é exceção. Para o efeito, Toitomboor pode articular as actividades do Drishti Mela em termos dos sete segmentos seguintes:

i. Identificar os componentes centrais da intervenção: Estes são os componentes mais essenciais e indispensáveis para alcançar a participação desejada. Incluem a filosofia do evento, os componentes do tratamento direto e dos serviços, os componentes da estrutura do evento e os componentes de melhoria do evento.

ii. Identificar os principais componentes de implementação: Trata-se dos elementos mais essenciais ou indispensáveis para a realização do evento. Incluem o custo do evento, os critérios de seleção das equipas, a formação das equipas, o acompanhamento e a orientação, bem como as actividades administrativas e logísticas necessárias para apoiar a realização do evento.

iii. Identificar componentes de eventos discricionários e adaptáveis: Estes incluem componentes discricionários e adaptáveis do evento. Estes componentes permitem que os organizadores ou facilitadores do evento adaptem ou personalizem um evento eficaz para satisfazer as necessidades específicas da respectiva população ou comunidade-alvo.

iv. Desenvolver módulos autónomos: Os módulos autónomos constituem um evento multicomponente. Depende das capacidades dos condutores ou facilitadores do evento fazer uma boa permutação e combinação dos módulos autónomos para um evento multicomponente que sirva as necessidades da respectiva população-alvo ou comunidade.

v. Fornecer informações sobre a eficácia e a eficiência do evento: Os resultados ou conclusões dos eventos devem ser comunicados de forma clara aos seus condutores ou facilitadores, incluindo a eficácia de cada um dos componentes ou módulos do evento, bem como das suas combinações.

vi. Fornecer consultoria e assistência técnica para o evento: Os promotores de eventos são incentivados a colaborar com os condutores ou facilitadores de eventos para garantir que o evento seja implementado com integridade em relação ao modelo. Se necessário, pode também recorrer-se a peritos externos para o efeito.

vii. Avaliar criticamente as questões culturais: Os promotores de eventos são incentivados a abordar as questões culturais no desenvolvimento de eventos, na investigação da eficácia e na reprodução de eventos.

CAPÍTULO 2

2.   DRISHTI MELA E O SEU PAPEL NA REDUÇÃO DE CEGUEIRA INFANTIL

2.1   Desenvolvimento do Drishti Mela

Como já foi referido anteriormente, o sucesso do encontro na cerimónia de entrega de prémios levou os organizadores a optarem por um evento multimodal e mais significativo, ou seja, o Drishti Mela. O Drishti Mela teve um crescimento orgânico e uma formação ao longo dos anos. Começando na capital, Dhaka, em 2004, foi experimentado em 19 locais em 18 distritos do país em 2007. Evoluiu para ser um pacote multimodal participativo, flexível e económico de BCC (Behavioral Change Communication) sob a forma de um evento, no âmbito de uma estrutura. Embora tenha começado com um formato fixo, no processo tornou-se mais adaptável, inclusivo e reativo.

2.2   Abordagens do Drishti Mela

As abordagens do Drishti Mela são as seguintes:

i.   *Empatia em vez de simpatia:* A mensagem principal é transmitida às pessoas nas comunidades, quer sejam convidados ou organizadores, que a cegueira pode ocorrer a qualquer criança ou a qualquer pessoa da sua família se não forem tomados os devidos cuidados com os olhos.

ii.   *Entretenimento educativo e entretenimento informativo:* Os conteúdos são apresentados geralmente a um nível facilmente compreensível, seguindo a educação através do entretenimento e a informação através do entretenimento, popularmente designados por edutainment e infotainment. As crianças, as famílias e as pessoas da comunidade participam em diferentes concursos e sessões de aprendizagem ativa e aprendem através do prazer e da diversão. Normalmente, evitam-se os discursos sérios.

iii.   *Saúde para as pessoas em vez de pessoas para a saúde:* As informações e mensagens sobre saúde são fornecidas nos locais que as pessoas consideram mais convenientes.

iv.   *Sentimento de pertença:* Exceptuando alguma logística e facilitação do evento por parte do pessoal de Toitomboor, a maior parte dos aspectos da organização do evento são tratados por pessoas ou organizações locais. A coordenação local inclui o convite a convidados e dignitários, a publicidade, a organização do local, a organização do sistema de som, a gestão da multidão, o convite a pessoas para julgarem as participações nos concursos e a distribuição dos prémios, etc

v. *Mais saúde do que medicina:* O evento centra-se mais na saúde dos olhos do que na oftalmologia. O evento tenta dar ao público uma compreensão clara do segmento pré-médico ou comunitário da saúde ocular e incentiva-o a levar as crianças a um oftalmologista assim que for necessário.

vi. *Apoio dos meios de comunicação social:* Quando há um evento, é mais fácil mobilizar o apoio dos meios de comunicação social, quer se trate da imprensa escrita ou eletrónica. Além disso, quando o evento tem a ver com crianças, é menos provável que a orientação política ou os preconceitos actuem. Além disso, os representantes de diferentes meios de comunicação social tornaram-se participantes activos em alguns locais, em vez de os deixarem desempenhar o seu papel habitual de observadores ou espectadores, pelo que se tornaram automaticamente parte do evento e, além disso, eles próprios defensores das questões.

vii. *Possibilidade de maior interação com o público através de uma base de dados:* Através das participações no concurso e dos cupões de sorteio, é possível criar uma base de dados das pessoas, incluindo as crianças, que participaram nos eventos em diferentes locais. A base de dados ajudará a acompanhar a saúde ocular das crianças e a colocá-las sob um sistema de controlo estruturado. De facto, as participações no concurso e os cupões de sorteio forneceram os dados para as entrevistas telefónicas.

viii. *Abordagem de criança para criança ou entre pares:* Conforme observado, um bom número de crianças compareceu aos eventos por incentivo dos seus pares, amigos e colegas de turma. Isto deixou uma boa margem de manobra para alargar as zonas de captação para a proliferação das questões e eventos futuros.

ix. *Crossover - um caldeirão - um encontro de mentes:* Como trouxe pessoas de diferentes sectores da vida, a possibilidade de ter defensores da cegueira infantil em diferentes fronteiras também aumentou.

x. *O Terceiro Olho:* O Drishti Mela não se concentrou apenas no nosso olho físico e na nossa visão, mas também colocou a tónica no nosso terceiro olho, cuidando do terceiro olho através da imaginação. Impregnou as crianças de um objetivo elevado na vida. Os aspectos do terceiro olho são apresentados através de uma sessão interactiva denominada Drishti Khela (Jogo da Visão)

xi. *Partilha de recursos e partilha:* Uma vez que a Toitomboor e os organizadores locais juntaram os seus recursos para organizar os eventos, a carga foi comparativamente menor para todas as partes envolvidas.

xii. *Complementar ao serviço oftalmológico:* Embora um pouco incompreendido no início, enviou uma mensagem clara à comunidade de oftalmologistas de que o Drishti Mela não devia nem podia substituir o papel de um oftalmologista, mas sim identificar se as crianças precisavam de consultar um oftalmologista ou encaminhá-las para um.

xiii. *Créditos e reconhecimento:* Uma vez que todos os organizadores locais foram devidamente creditados e reconhecidos no evento e através de publicações pós-evento pelo seu papel no evento, é provável que estejam dispostos a organizar o evento no futuro.

xiv. *Envolvimento de pessoas locais importantes:* Os líderes de opinião locais, os funcionários do governo local e os dignitários das respectivas áreas compareceram aos eventos, proferiram discursos, distribuíram prémios entre os vencedores de diferentes concursos que, na maioria dos casos, se empenharam sinceramente em apoiar a causa, facilitando muito o trabalho de sensibilização a nível local.

2.3 Componentes e conteúdos

A maioria dos eventos organizados em diferentes locais tinha os seguintes componentes, com algumas variações:

i. *Inauguração através de palavras de boa vontade dos dignitários locais:* Incluía literatos, jornalistas da imprensa escrita e eletrónica, pedagogos, activistas culturais, oftalmologistas, filantropos, funcionários do governo local, agentes da polícia, rotarianos, etc. Em Gazipur, o evento começou com a recitação do Alcorão Sagrado por um Hafiz que era deficiente visual.

ii. *Exibição de vídeo e questionário com base na exibição de vídeo:* Filmes documentais curtos sobre cuidados com os olhos e cegueira infantil foram exibidos através de um projetor multimédia e, no final da exibição, os espectadores receberam um pedaço de papel branco para escrever as respostas às perguntas feitas pelo facilitador do evento.

iii. *Teste de visão com o gráfico em C e encaminhamento:* Foi explicada e demonstrada a utilização do diagrama C para o teste à visão das crianças participantes e, por vezes, também dos seus pais e tutores.

iv. *Concurso de desenho:* A maior parte dos temas girava em torno do olhar, da visão, da vista, por exemplo, o que se vê à volta, como é a escola, como é o Drishti Jaan, etc. A equipa de jurados era constituída por personalidades locais e por membros da equipa de Toitomboor.

v. *Concursos de redação:* Os concorrentes escreveram breves ensaios sobre temas como a forma de cuidar dos olhos, que estilo de vida devemos adotar para ter uma boa saúde ocular, etc. A equipa de jurados incluía personalidades locais e membros da equipa Toitomboor.

vi. *Concurso cultural:* Em diferentes locais, tendo em conta a pouca exposição das crianças à escrita e ao desenho, foram introduzidos elementos como o canto, a dança e a recitação. Em Jhenaidah, um bom número de crianças com deficiência visual participou nestes concursos em diferentes locais, o que de outra forma seria impossível. Como habitualmente, a equipa de juízes incluía personalidades locais e membros da equipa de Toitomboor. Num concurso de canto em Maniganj, um membro deficiente visual da equipa de Toitomboor foi um dos juízes.

vii. *Concurso de conhecimentos gerais:* Foram organizados pequenos concursos de perguntas e respostas relacionados com os cuidados com os olhos. A equipa de jurados combinou personalidades locais com membros da equipa Toitomboor.

viii. *Concurso Jemon Khushi Lekho (Escreve o que quiseres):*_Por vezes, pedia-se aos participantes que escrevessem um parágrafo sobre um tema relacionado com a visão, enquanto outras vezes deviam escolher um certo número de mensagens de que gostassem nos materiais impressos e escrever.

ix. *Cerimónia de entrega de prémios:* Os dignitários locais foram convidados a entregar os prémios aos vencedores.

x. *Drishti Khela (Jogo da visão):* Trata-se de uma sessão interactiva em que os membros da audiência são convidados a ver tudo o que puderem com os olhos fechados durante algum tempo. Relaciona-se com o terceiro olho ou com o olho da mente para incentivar a imaginação.

xi. *Sorteio de rifas:* Foi para dar mais cor ao evento.

xii. *Distribuição de materiais comemorativos:* Foram distribuídos às crianças cartazes, autocolantes, pastas, folhetos, bonés de papel com mensagens sobre cuidados com a visão. Nalguns locais, foi pedido às crianças que analisassem os materiais impressos, a partir dos quais eram dadas perguntas para responder no âmbito do concurso de conhecimentos gerais.

As principais mensagens foram as seguintes:

i. O controlo regular dos olhos e a deteção precoce e atempada de problemas oculares podem evitar a cegueira nas crianças

ii. Um grande número de problemas oculares pode ser curado desde que as crianças sejam tratadas e operadas por oftalmologistas pediátricos bem formados em unidades especializadas de oftalmologia pediátrica de hospitais selecionados

iii. As crianças com deficiência visual devem ter a oportunidade de estudar, participar na sociedade e exercer os direitos da criança e os direitos humanos fundamentais

2.4 Abordagens e procedimentos de organização

Abordagens de organização

a) *Envolvimento das organizações locais:* Devido à limitação dos recursos e da logística, não foi possível a Toitomboor enviar uma equipa preparatória a cada distrito antes do Drishti Mela. Em vez disso, Toitomboor deslocou-se com organizações locais que partilham os mesmos objectivos. Os tipos de organizadores locais que se encarregaram da coordenação local foram os seguintes

i. ONG

ii. Sociedades literárias

iii. Escolas

iv. Sociedades cooperativas

v. Rotary Clubs

vi.   Organizações juvenis, e

vii.   Hospitais de olhos.

A maioria das organizações locais não trabalhava anteriormente com a saúde ocular infantil. No entanto, foram selecionados diferentes tipos de organizações que não estão relacionadas com a saúde ocular infantil para promover as questões junto de pessoas de diferentes estratos sociais. As organizações locais prestaram assistência de diferentes modos, de acordo com a sua força e capacidade: Os modos de assistência foram os seguintes

i.   Seleção do local

ii.   Disponibilização do local

iii. Publicidade da   DrishtiMela

iv.   Convidar convidados e   participantes

v.   Selecionar o chefe de fila, o convidado especial e convidá-los

vi.   Seleção e convite de juízes para os diferentes concursos

b)   *Envolvimento de dignitários/personalidades locais:* Incluía pessoas de diferentes áreas, como a literatura, o jornalismo, os meios de comunicação social, a educação, a arte e a cultura, os cuidados oftalmológicos, a administração local, as agências de ordem pública, os serviços de voluntariado, etc. A ideia era incutir-lhes a vontade de subscrever a questão e, eventualmente, transformá-los em defensores da mesma.

c)   *Envolvimento dos actores locais:* As partes interessadas podem ser divididas em dois tipos - 1) individuais e 2) institucionais. As partes interessadas individuais podem ser de quatro categorias: i) professores, ii) crianças ou estudantes do ensino primário e secundário, iii) pais e iv) oftalmologistas ou especialistas da visão. Por outro lado, os intervenientes institucionais podem ser de outras quatro categorias: i) escolas, ii) organizações que trabalham com/para crianças, iii) clínicas ou hospitais oftalmológicos e iv) meios de comunicação social. Para além das partes interessadas formais acima mencionadas, uma categoria que, embora informal, é antropologicamente de longe a mais eficaz, é a família. A sinergia entre os membros e o ambiente geral de qualquer família contribuem fortemente para a educação de uma criança, seja ela positiva ou negativa.

Procedimentos de organização

A duração do Drishti Mela foi de 3-4 horas. Na maioria dos casos, o Drishti Mela começava em diferentes locais entre as 9 e as 10 horas e terminava entre as 12 e as 13 horas. Havia diferentes tipos de locais, nomeadamente os seguintes

i. Instalações cobertas, salas de aula, salões e auditórios de escolas e colégios

ii. Sala de reuniões, sala de formação de ONG e hospital

iii. Sala de conferências do hotel

iv. Sala de conferências do clube de imprensa

v. Sala de reuniões e auditório da Câmara Municipal

É de referir que, em 2006, a TOITOMBOOR, em colaboração com a Child Sight Network (CSN) e a ORBIS Bangladesh, organizou a Drishti Jatra (Viagem pela Visão), uma viagem de carro pelas seis divisões do Bangladesh, associada à DrishtiMela (Feira da Visão) em 4 sedes de divisão, nomeadamente Chittagong, Khulna, Rajshahi e Dhaka. No Drishti Jatra, um veículo decorado com quatro passageiros, designados Drishti Jatree (cavaleiros da visão), envergando trajes especiais, bonés e t-shirts, deslocou-se às divisões e reuniu-se com as partes interessadas locais, a imprensa, os professores, as crianças, os encarregados de educação e diferentes organizações interessadas, tendo também actuado como facilitadores de eventos no Drishti Mela. O Drishti Jatra 2006 demorou 15 dias em dois períodos para cobrir as seis divisões e tocar no Drishti Mela nas quatro divisões.

Em 2007, o Drishti Jatra mudou a sua abordagem. Em vez de um carro sedan, optou por um autocarro decorado e percorreu 17 distritos em 7 fins-de-semana, cada viagem começando em Daca na quarta-feira à noite e terminando em Daca no sábado à noite. Nos diferentes períodos, o número de Drishti Jatree variava entre 8 e 18. Em cada Drishti Mela, cada Drishti Jatree tinha de desempenhar um papel.

A sequência habitual do evento foi mais ou menos a seguinte cronologia:

i) Inauguração

ii) Breve discussão

iii) Vídeo Show e Quiz

iv) Concurso de desenho e concurso de redação em simultâneo

v) Drishti Khela (Jogo da visão)

vi)   Teste de visão com diagrama C

vii)   Sorteio

viii)   Distribuição de prémios

CAPÍTULO 3

3. METODOLOGIA

3.1 Porquê uma metodologia mista?

Embora esta investigação exija um estudo descritivo, verificou-se que a investigação implica dimensões quantitativas e qualitativas que se complementam. A análise apenas numérica, sem qualquer essência da realidade, nem sempre pode explicar um cenário no seu sentido mais verdadeiro. Assim, foi selecionada uma metodologia mista, uma combinação de abordagens quantitativas e qualitativas.

3.2 Os locais de estudo

Os 18 distritos em 6 divisões, nos quais o "Drishti Mela" foi realizado em 19 locais, foram selecionados para o estudo. Os distritos foram os seguintes:

Dhaka Division (4)	Chittagong Division (3)	Rajshahi Division (6)	Khulna Division (2)	Barisal Division (1)	Sylhet Division (2)
Dhaka Gazipur Manikganj Mymensingh	Chittagong Comilla Cox's Bazar	Bogra Chapai Nawabganj Dinajpur Natore Rajshahi Sirajganj	Khulna Jhenaida	Barisal	Moulvi Bazar Sylhet

3.3 Os objectos de estudo

a) Organizações locais que efectuaram a coordenação local

b) Os participantes e visitantes do Drishti Mela em 19 locais de 18 distritos

c) Representantes das duas principais organizações internacionais que trabalham no domínio dos cuidados oftalmológicos no Bangladesh, ou seja, a ORBIS International e a Sightsavers International

3.4 Amostragem

a) *Organizações locais:* Havia um total de 18 organizações locais que faziam a coordenação local para a realização do Drishti Mela em 19 locais de 18 distritos. As 18 organizações foram incluídas no inquérito.

b)   *Participantes e visitantes do Drishti Mela:* Para cada "Drishti Mela" num determinado local, a Toitomboor dispõe de uma lista dos participantes em diferentes concursos. De cada lista do "Drishti Mela", foram escolhidos aleatoriamente 20 participantes (que tinham indicado os seus números de telemóvel nos cupões do concurso), de modo a que os 19 locais em 18 distritos estivessem representados. O número de participantes, ou seja, 20 por cada local, totalizando 380 (20 x 19) participantes, foi obtido através de uma amostragem intencional devido a limitações em termos de tempo, fundos e recursos humanos.

3.5 Técnicas de recolha de dados

a)   *Inquérito por questionário às organizações locais:* Foram enviados questionários impressos para preencher às 18 organizações. 9 das 18 organizações responderam e devolveram os questionários preenchidos.

b)   *Entrevista telefónica aos participantes e visitantes do "Drishti Mela":* Para cada "Drishti Mela" num determinado local, Toitomboor dispõe de uma lista de participantes em diferentes concursos. De cada listagem do "Drishti Mela", foram escolhidos aleatoriamente 20 participantes (que tinham dado os seus números de telemóvel nos cupões do concurso), de modo a que estivessem representados os 19 locais em 18 distritos. O número de 20 foi obtido através de uma amostragem intencional devido a limitações de tempo. Dos 380 (20 x 19) participantes, 219 responderam.

c)   Foram efectuadas entrevistas semi-estruturadas a 2 funcionários responsáveis dos escritórios nacionais, 1 de cada, da ORBIS International e da Sightsavers International.

1.6   Instrumentos de recolha de dados

a)   *Questionário de preenchimento para as organizações locais:* O questionário foi preenchido em bangla e incidia sobre os antecedentes da organização, a sua experiência em cuidados oftalmológicos, o grau de cooperação prestado pela organização para o Drishti Mela, as informações divulgadas no evento, em que medida o evento foi participativo e rentável, o envolvimento dos meios de comunicação social e os aspectos a melhorar (Anexo 1).

b)   *Questionário de preenchimento para a entrevista telefónica:* O formulário de preenchimento do questionário foi elaborado em bangla e incidia sobre as caraterísticas dos inquiridos em termos de idade, sexo, habilitações literárias, modo de participação, itens de que os participantes mais gostaram, grau de aquisição de novos conhecimentos, tipo de informação tal como percebida pelos participantes, em que medida o evento foi participativo e aspectos a melhorar (Anexo 2).

c)   *Esquema da entrevista semi-estruturada:* Para a entrevista semi-estruturada, foi elaborado um esquema (Anexo 3).

1.7   Análise de dados

Os dados quantitativos do Inquérito por Questionário e da Entrevista Telefónica foram codificados e introduzidos em folhas de cálculo no MS Excel, sendo depois processados e analisados com o programa Stata SE versão 8.

Os dados qualitativos do Inquérito por Questionário, da Entrevista Telefónica e das Entrevistas Semi-Estruturadas foram registados em folhas de papel seguindo o esquema que tinha sido desenvolvido anteriormente e foram agrupados, processados manualmente e resumidos.

1.8   Fiabilidade e validade

Tanto os formulários de preenchimento do questionário para as organizações locais como a entrevista telefónica dos participantes foram pré-testados antes de serem utilizados,

para verificar a consistência e, consequentemente, a fiabilidade. Além disso, foi feita uma triangulação para a entrevista telefónica dos participantes, a fim de resolver a questão da validade.

1.9   Limitações do estudo

a)   Houve um longo intervalo entre o evento e o inquérito. Consequentemente, por vezes, embora não em muitos casos, foi um pouco difícil para os inquiridos recordar os pormenores.

b)   Um bom número de potenciais entrevistados mudou os seus números de telemóvel, o que resultou na ausência de resposta. Além disso, os telefones desligados, a indisponibilidade da rede, a indisponibilidade dos inquiridos devido a chamadas efectuadas em horas de expediente e de escola, os números indicados nos cupões do concurso estavam errados e, embora muito poucos, a falta de vontade de responder ao questionário por telefone contribuíram para a maior parte das não respostas. Para fazer face à indisponibilidade dos inquiridos, os entrevistadores tiveram de esperar pelos fins-de-semana para obter uma boa taxa de respostas.

c) A limitação do tempo foi um fator limitante na determinação da dimensão da amostra.

1.10 Questões éticas

a) Inicialmente, o tema do estudo foi objeto de uma análise por parte da autoridade do Programa MPH da Escola de Ciências e Gestão Ambientais (SESM) da Universidade Independente do Bangladesh (IUB), que se ocupou das questões éticas.

b) Foi solicitada a cooperação das autoridades de Toitomboor no que respeita à autorização para utilizar os materiais de apoio, à lista de participantes de cada Drishti Mela e a outros aspectos logísticos. Após receber o consentimento por escrito (Anexo 4), o investigador iniciou o estudo.

c) Durante a entrevista telefónica, o entrevistador apresentava-se primeiro, explicava o objetivo da investigação e, em seguida, pedia o consentimento do potencial inquirido para realizar a entrevista. No caso das mulheres inquiridas, em especial das adolescentes, os entrevistadores receberam instruções para não as pressionar caso não quisessem responder às perguntas.

CAPÍTULO 4

4.   RESULTADOS DO ESTUDO

4.1   Caraterísticas dos participantes

No que diz respeito ao rácio homens/mulheres dos participantes, exceto em Sirajganj e Sylhet, era mais ou menos comparável. Um pouco mais de 50% dos participantes pertenciam ao grupo etário dos 1-12 anos, enquanto outros 20% pertenciam ao grupo etário dos 13-16 anos. No total, cerca de 70% da audiência era constituída por jovens. Mais uma vez, no que respeita ao nível de ensino, 34% dos participantes pertenciam ao nível primário, enquanto outros 40% pertenciam à classe VI e ao nível secundário.

Quadro 1: Caraterísticas dos participantes

	M	F	Total	Percent (%)
Distribution by District & Sex	114	105	219	100.00
Barisal	6	7	13	5.94
Bogra	4	4	8	3.65
Chapai Nawabganj	3	11	14	6.39
Chittagong	6	11	17	7.76
Comilla	6	8	14	6.39
Cox's Bazar	8	7	15	6.85
Dhaka	3	8	11	5.02
Dinajpur	4	6	10	4.57
Gazipur	4	7	11	5.02
Jhenaida	4	3	7	3.20
Khulna	3	4	7	3.20
Manikganj	8	4	12	5.48
Moulvi Bazar	3	8	11	5.02
Mymensingh	9	8	17	7.76
Natore	6	8	14	6.39
Rajshahi	6	5	11	5.02
Sirajganj	6	3	9	4.11
Sylhet	16	2	18	8.22
Distribution by Age &Sex	104	112	216	100.00
1-12	55	55	110	50.93
13-16	17	25	42	19.44
17-25	13	6	19	8.80
26-40	11	22	33	15.28
Above 40	8	4	12	5.56
Distribution by Education &Sex	105	112	217	100.00
Class I to Class V	35	39	74	34.10
Class VI to Class X	39	48	87	40.09
HSC	5	15	20	9.22
Bachelor and above	26	10	36	16.59
Distribution by Proximity of Drishti Mela & Sex	82	79	161	100.00
1-2 Kms	54	52	106	65.84
3-5 Kms	19	22	41	25.47
6-10 Kms	3	2	5	3.11
More than 10 Kms	6	3	9	5.59
Distribution by Category of Participation & Sex	103	114	217	100.00
Normal Visitor	19	6	25	11.52
Guardian	12	25	37	17.05
Competitor	72	83	155	71.43

As distribuições por idade e habilitações literárias seguem tendências semelhantes. Em todas as distâncias, a proporção de participantes do sexo masculino e feminino foi mais ou menos comparável. Exceto no caso dos visitantes normais, nos tutores e nos concorrentes, o número de mulheres é superior ao dos homens. O quadro 1 mostra a distribuição dos inquiridos por distrito, sexo, idade, habilitações literárias, proximidade, ou seja, a distância entre a residência do inquirido e o local do Drishti Mela, e por categoria de participação.

4.2 Caraterísticas de base das organizações locais

Das 18 organizações locais, 9 responderam de 8 distritos, sendo que Cox's Bazar tem 2 organizações. A distribuição das organizações por distritos é apresentada no Quadro 2.

Tabela 2: Distribuição das Organizações Locais por Distritos

Distribution by District	Nos.	Percent (%)
District	9	100.00
Chapai Nawabganj	1	11.11
Chittagong	1	11.11
Cox's Bazar	2	22.22
Dinajpur	1	11.11
Gazipur	1	11.11
Natore	1	11.11
Rajshahi	1	11.11
Sirajganj	1	11.11

Como se pode ver no Quadro 3, das 9 organizações locais que responderam ao inquérito, 2 são organizações de cuidados de saúde, enquanto as outras não estão diretamente relacionadas com a saúde. Essas organizações foram tipificadas como organizações de voluntariado, instituições educativas e organizações artísticas e culturais. A distribuição dos diferentes tipos de organizações é apresentada no Quadro 3

Tabela 3: Distribuição das organizações locais por tipos de organizações

Distribution by Type of Organizations	9	100.00
Health Care Organization	2	22.22
Voluntary Organization	4	44.44
Educational Institution	2	22.22
Arts & Culture Organization	1	11.11

Das 9 organizações locais, 2 organizações, ou seja, o Community Eye Hospital em Cox's Bazar e a Bangladesh National Society for the Blind (BNSB) em Chapai Nawabganj, trabalham diretamente no domínio dos cuidados oftalmológicos. Mas as outras organizações, que só têm experiência em sensibilização, foram apoiadas por Toitomboor. As outras organizações, que têm experiência em sensibilização, prevenção e cura, têm trabalhado em rede com diferentes organizações relacionadas com os cuidados da visão, como a Child Sight Foundation (CSF) e a Child Sight Network (CSN). A Tabela 4 mostra as experiências das organizações em termos de consciencialização, prevenção, cura e reabilitação em número de anos.

Tabela 4: Distribuição das organizações locais por anos de experiência em cuidados oftalmológicos

Organization	Aware	Preven	Cure	Rehab
Community Eye Hospital, Cox's Bazar	5 ys	5 ys	5 ys	
Rotary Club of Cox's Bazar Shoikat	5 ys	3 ys	2 ys	
Wazifa Samad Girls High School, Dinajpur	3 ys			
BNSB, Chapai Nawabganj	7 ys	5 ys	6 ys	2 ys
Bangladesh Shishu Sahitya Academy, Chittagong	1 yr			
BDSC, Natore	9 ys	6 ys	3 ys	2 ys
Royal Sheba Sangstha (RSS), Sirajganj	6 ys	3 ys	3 ys	2 ys
Rajshahi Art College, Rajshahi	1 yr			
SARPV Bangladesh, Gazipur	5 ys			

Legend: Aware - Awareness, Preven - Prevention, Rehab - Rehabilitation, BNSB - Bangladesh National Society for the Blind, BDSC - Bilchalan Development Service Center, and SARPV Bangladesh - Social Assistance for Rehabilitation of the Physically Vulnerable (SARPV) Bangladesh

A matriz da cooperação alargada pelas 9 organizações locais a Toitomboor é apresentada no Quadro 5. Esta reflecte que a maioria das organizações cooperou em termos de publicidade, seleção e convite do chefe, convidados especiais e outros, seleção e convite de juízes para os concursos e disponibilização e/ou organização do local. As duas organizações de Cox's Bazar também prestaram assistência financeira.

Quadro 5: Distribuição das organizações locais por tipos de cooperação alargada

Organization	1	2	3	4	5	6
Community Eye Hospital, Cox's Bazar	Y	Y	Y	Y	Y	Y
Rotary Club of Cox's Bazar Shoikat	Y	Y	Y	Y	Y	Y
Wazifa Samad Girls High School, Dinajpur		Y	Y	Y	Y	Y
BNSB, Chapai Nawabganj		Y	Y	Y	Y	Y
Bangladesh Shishu Sahitya Academy, Chittagong		Y		Y		Y
BDSC, Natore		Y	Y	Y	Y	Y
Royal Sheba Sangstha (RSS), Sirajganj		Y	Y	Y	Y	Y
Rajshahi Art College, Rajshahi		Y	Y	Y	Y	Y
SARPV Bangladesh, Gazipur		Y	Y	Y		Y

Legend: 1 - Financial, 2 - Local Publicity and Guest Inviting, 3 - Chief Guest and Special Guest Selection and inviting, 4 - Selecting judges for different contests and inviting them, 5 - Providing venue, and 6 - Arranging venue; Y - Yes; BNSB - Bangladesh National Society for the Blind, BDSC - Bilchalan Development Service Center, and SARPV Bangladesh - Social Assistance for Rehabilitation of the Physically Vulnerable (SARPV) Bangladesh

4.3 A capacitação do conhecimento

A Tabela 6 mostra a capacitação do conhecimento com base no sexo, idade e educação. A consciencialização entre os participantes masculinos e femininos é comparável. Também entre os grupos etários e os níveis de ensino, mantém uma tendência semelhante.

Tabela 6: Capacitação de conhecimentos através da sensibilização por sexo, idade e educação

Awareness on Issues by Sex	M	F	Total	(%)			
Issues	105	114	219	100.00			
Simple Sight Testing without a doctor	47	51	98	45.66			
Food for maintaining good eye health	77	76	153	69.86			
Causes of Eye Problems	20	35	55	25.57			
Need for regular Eye Examination	37	30	67	30.59			
Causes of Blindness	12	12	24	10.96			
Visually Impaired (VI) Persons can work	36	34	70	31.96			
Social Inclusion of VI Persons	80	89	169	77.17			
Dos and Don'ts in problems with eye	56	62	118	53.88			
Awareness on Issues by Age	**1**	**2**	**3**	**4**	**5**	**6**	
Issues	110	42	19	33	12	216	
Simple Sight Testing without a doctor	40	13	10	23	9	95	
Food for maintaining good eye health	73	32	14	22	10	151	
Causes of Eye Problems	27	7	5	11	5	55	
Need for regular Eye Examination	26	14	9	12	5	66	
Causes of Blindness	8	4	2	7	2	23	
Visually Impaired (VI) Persons can work	15	14	13	20	5	67	
Social Inclusion of VI Persons	76	35	15	30	10	166	
Dos and Don'ts in problems with eye	56	23	10	20	6	115	
Awareness on Issues by Education	**A**	**B**	**C**	**D**	**E**		
Issues	74	87	36	20	217		
Simple Sight Testing without a doctor	27	31	24	14	96		
Food for maintaining good eye health	48	63	29	12	152		
Causes of Eye Problems	15	19	15	6	55		
Need for regular Eye Examination	17	26	18	5	66		
Causes of Blindness	2	12	6	3	23		
Visually Impaired (VI) Persons can work	8	25	23	12	68		
Social Inclusion of VI Persons	49	70	31	17	167		
Dos and Don'ts in problems with eye	36	47	23	10	116		

Legend: 1 – 1-12 ys, 2 – 13-16 ys, 3 – 17-25 ys, 4 – 26-40 ys, 5 – above 40, 6 – Total; A – Awareness, B – Prevention, C – Cure, D – Rehabilitation, and E – Total

4.4 Itens em que mais participou e de que mais gostou

Houve um bom número de participantes que participaram num item mas gostaram de outro porque, na maioria dos locais, foram realizados vários concursos em simultâneo para economizar tempo; e os concorrentes e os seus pais tiveram dificuldade em decidir em que concurso participar, uma vez que estavam qualificados para participar também noutros concursos. De acordo com o Quadro 7, os cinco itens mais participados foram o concurso de desenho, o concurso de escrita, o quiz, o sorteio e o programa de vídeo, enquanto os cinco itens mais apreciados foram o concurso de desenho, o concurso de escrita, o quiz, o programa de vídeo e o teste de visão com gráfico em C. No entanto, os itens mais participados e os itens mais apreciados parecem ter tendências semelhantes em todos os itens, o que é mostrado na Fig. 1.

Quadro 7: Itens que mais participaram e itens que mais gostaram

	Items Participated		Items Liked	
	Number	Percent (%)	Number	Percent (%)
Items	**219**	**100.00**	**219**	**100.00**
Inauguration	1	0.46	4	1.83
Video Show	11	5.02	26	11.87
Drawing Contest	114	52.05	97	44.29
Writing Contest	86	39.27	39	17.81
Quiz	46	21.00	29	13.24
Raffle Draw	31	14.16	11	5.02
Sight Game	5	2.28	5	2.28
Sight Test with C-Chart	6	2.74	22	10.05
Prize Distribution	3	1.37	14	6.39
Discussion	4	1.83	9	4.11

Fig 1: Itens que mais participaram e itens que mais gostaram

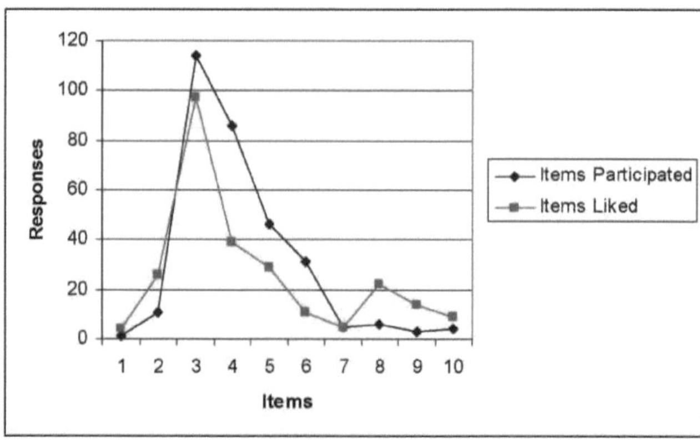

4.5 Participação na perspetiva dos participantes e das organizações locais

O quadro 8 mostra que a perceção dos participantes por grupos etários reflecte que, em todos os grupos etários, a maioria das pessoas considerou que o âmbito de participação no evento era "Absolutamente satisfatório". Além disso, as pessoas que optaram pela escolha seguinte, ou seja, "Satisfatório", foram as segundas mais numerosas em cada grupo etário.

Foram observados resultados semelhantes na perceção dos participantes em função dos níveis de escolaridade.

Quadro 8: Âmbito da participação na perspetiva dos participantes

Scope of Participation: Perception of the Participants		
Scope of Participation	Frequency	Percent
Absolutely Satisfactory	117	54.17
Satisfactory	65	30.09
Somewhat Satisfactory	34	15.74
Not Satisfactory	0	00.00
Total	216	100.00

Scope of Participation: Perception of the Participants by Age						
Scope of Participation	1-12	13-16	17-25	26-40	Above 40	Total
Absolutely Satisfactory	53	18	12	22	9	114
	49.07	43.90	63.16	66.67	75.00	53.52
Satisfactory	36	15	3	8	3	65
	33.33	36.59	15.79	24.24	25.00	30.52
Somewhat Satisfactory	19	8	4	3	0	34
	17.59	19.51	21.05	9.09	0.00	15.96
Not Satisfactory	0	0	0	0	0	0
	0.00	0.00	0.00	0.00	0.00	0.00
Total	108	41	19	33	12	213
	100.00	100.00	100.00	100.00	100.00	100.00

Scope of Participation: Perception of the Participants by Education					
Scope of Participation	1-5	6-10	Bachelor n Above	HSC	Total
Absolutely Satisfactory	29	47	27	12	114
	40.28	54.65	75.00	60.00	53.74
Satisfactory	26	28	6	5	65
	36.11	32.56	16.67	25.00	30.37
Somewhat Satisfactory	17	11	3	3	34
	23.61	12.79	8.33	15.00	15.89
Not Satisfactory	0	0	0	0	0
	0.00	0.00	0.00	0.00	0.00
Total	72	86	36	20	214
	100.00	100.00	100.00	100.00	100.00

Os visitantes normais e os encarregados de educação participaram em actividades abertas, como a projeção de vídeos, o sorteio e o concurso. A percentagem de visitantes normais que participaram nos itens acima referidos variou entre 12 e 40, enquanto a percentagem de encarregados de educação que participaram nos itens acima referidos variou entre 16 e 35.

Tabela 9: Participação de Visitantes Normais e Guardiões em Itens Abertos

Items	Video		Raffle		Quiz	
Participant Type	Participated	Total	Participated	Total	Participated	Total
Normal Visitors	3 12.00	25 100.00	10 40.00	25 100.00	7 28.00	25 100.00
Guardians	6 16.22	37 100.00	7 18.92	37 100.00	13 35.14	37 100.00

Também do ponto de vista organizacional, a percentagem mais elevada favoreceu "absolutamente satisfatório" e a segunda percentagem mais elevada favoreceu "satisfatório", como se pode ver no quadro 10.

Quadro 10: Âmbito da participação na perspetiva das organizações locais

```
           Scope of Participation from the perspective of Local Organizations
Scope of Participation    |       Frequency   Percent
--------------------------+------------------------------------------
Absolutely Satisfactory |       4          44.44
        Satisfactory |       3          33.33
 Somewhat Satisfactory |       2          22.22
     Not Satisfactory |       0          00.00
--------------------------+------------------------------------------
             Total |       9          100.00
```

4.6   Envolvimento dos media

Como se pode ver no Quadro 11, muito poucas organizações locais avaliaram a presença dos meios de comunicação social como "absolutamente satisfatória", enquanto apenas uma votou em "satisfatória", seguida da percentagem mais elevada que favoreceu "algo satisfatória".

Table 11: Media Presence

```
          Media Presence at the event: Perception of the Local organizations

Degree of Satisfaction    |     Frequency Percent
--------------------------+------------------------------------------
Absolutely Satisfactory |       2          22.22
        Satisfactory |       1          11.11
 Somewhat Satisfactory |       6          66.67
     Not Satisfactory |       0          00.00
--------------------------+------------------------------------------
             Total |       9          100.00
```

4.7   Custo-eficácia

O quadro 12 mostra que 9 organizações locais se dividiram igualmente em "absolutamente satisfatórias", "satisfatórias" e "algo satisfatórias".

Quadro 12: Custo-eficácia

```
         Cost Effectiveness of the event: Perception of the Local Organizations

Degree of Satisfaction    |     Frequency Percent
--------------------------+------------------------------------------
Absolutely Satisfactory   |         3        33.33
          Satisfactory    |         3        33.33
 Somewhat Satisfactory    |         3        33.33
      Not Satisfactory    |         0        00.00
--------------------------+------------------------------------------
               Total  |         9       100.00
```

CAPÍTULO 5

5.   DISCUSSÃO

Participantes

Curiosamente, os rácios de participantes do sexo masculino e do sexo feminino, com base no facto de chegarem aos locais dos eventos a partir de diferentes distâncias, eram mais ou menos comparáveis. Tal pode dever-se ao facto de a maioria dos eventos Drishti Mela se ter realizado em distritos sadars e, por isso, as limitações das mulheres em sair de casa não tiveram qualquer impacto. Pelo contrário, as mulheres guardiãs ultrapassaram em número os seus homólogos masculinos, o que reflecte que os pais ou guardiães do sexo feminino têm mais tempo para permitir que os seus filhos participem em funções literárias e culturais.

Organizações locais

O envolvimento de diferentes tipos de organizações que não trabalham apenas no campo dos cuidados oftalmológicos é encorajador no sentido em que ajudará mais a estabelecer a questão da cegueira infantil como uma preocupação de saúde pública do que uma questão monopolizada no domínio dos oftalmologistas e dos serviços de cuidados oftalmológicos. As cooperações alargadas pelas organizações locais mostram que parece ter sido uma situação vantajosa para ambas as partes, ou seja, Toitomboor e as organizações locais. É um exemplo de que a conjugação e a partilha de recursos podem contribuir para a realização de muitas coisas em contextos de escassez de recursos como o Bangladesh e outros países em desenvolvimento.

Capacitação de conhecimentos

As oito questões em relação às quais os inquiridos foram avaliados quanto ao grau de sensibilização podem ser colocadas na seguinte ordem

- Inclusão social das pessoas com deficiência visual

- Alimentos para manter uma boa saúde ocular

- O que fazer e o que não fazer nos problemas oculares

- Teste de visão simples sem médico

- As pessoas com deficiência visual (VI) podem trabalhar

- Necessidade de um exame oftalmológico regular

- Causas de problemas oculares

- Causas da cegueira

Itens participados e apreciados

Houve um bom número de participantes que participaram num item mas gostaram de outro porque, na maior parte dos locais, foram realizados vários concursos em simultâneo para fazer economia de tempo; e os concorrentes e os seus pais tiveram dificuldade em decidir em que concurso participar, uma vez que estavam qualificados para participar também noutros concursos.

Participação

Ao contrário de outros eventos tradicionais para crianças, o Drishti Mela aventurou-se a criar oportunidades de participação para o maior número possível de membros do público. Os âmbitos criados para tornar o evento "um evento familiar inclusivo" foram aprovados pelos visitantes e encarregados de educação.

Envolvimento dos media

Muito poucas organizações locais avaliaram a presença dos meios de comunicação social como 'absolutamente satisfatória', enquanto apenas uma votou em 'satisfatória', seguida da percentagem mais elevada que favoreceu 'algo satisfatória'. Este facto contradiz o folheto de síntese fornecido por Toitomboor, no qual foram referidos 10 canais de televisão, incluindo o canal estatal Bangladesh Television, 2 canais de rádio privados, 1 serviço noticioso privado e 16 jornais diários nacionais e locais. Tal pode dever-se ao facto de as organizações locais não terem podido experimentar e compreender o panorama geral da cooperação com os meios de comunicação social, tendo-o avaliado apenas pela presença de representantes dos meios de comunicação social nos seus eventos.

Custo-eficácia

Embora 9 organizações locais tenham sido divididas igualmente em "absolutamente satisfatórias", "satisfatórias" e "algo satisfatórias", foi a cooperação alargada pelas organizações locais que permitiu a realização do Drishti Mela em 18 distritos. A própria abordagem de partilha de custos foi um passo no sentido da rentabilidade, o que permitiu a sua realização, embora haja margem para a aperfeiçoar ainda mais.

CAPÍTULO 6

6. CONCLUSÃO E RECOMENDAÇÕES

Nos últimos anos, a cegueira infantil tornou-se uma preocupação global no discurso do desenvolvimento nacional e internacional. Para esse efeito, o Drishti Mela, se for articulado de uma forma menos formal para uma forma mais estruturada, participativa e empoderadora, com mecanismos eficazes de planeamento e de monitorização do feedback, deverá ter uma cobertura mais ampla em todo o país. Se tal for possível, não é improvável que países com contextos semelhantes adaptem o Drishti Mela como modelo não só de um pacote de BCC composto e participativo, mas também de um modo de comunicação para a defesa de causas, ou seja, que conduza à mudança das políticas e práticas necessárias.

Com base nos dados recolhidos, nas observações e nas opiniões registadas, incluindo um total de 42 observações recebidas da entrevista telefónica realizada aos participantes e outras 9 observações do inquérito por questionário às organizações locais, são feitas as seguintes recomendações:

Condutores ou facilitadores de eventos

Estudando os recursos relevantes e interagindo com a equipa de Toitomboor, verifica-se que todos os eventos foram facilitados por uma equipa central de Toitomboor que não mudou muito de um período para o outro. Continua a ser uma grande questão que, se a equipa de condutores ou facilitadores de eventos tivesse sido alterada de forma grosseira, teria o mesmo grau de sucesso? Dado que Toitomboor tenciona prosseguir os seus esforços no sentido de realizar o Drishti Mela todos os anos, talvez seja uma boa oportunidade para testar a possibilidade de mudar a equipa de condutores ou facilitadores de um evento para o outro com uma orientação adequada. Se os resultados forem positivos, abrir-se-ão as portas à possibilidade de realizar o Drishti Mela em vários locais simultaneamente, o que permitirá uma maior cobertura num prazo relativamente curto.

Conteúdo, mensagem adicional e divulgação de informações

Deveriam ser incluídos mais concursos para crianças e mais espectáculos infantis, por exemplo, de canto e dança. Juntamente com as suas três mensagens centrais relativas à prevenção, à cura e à reabilitação, tal como mencionado anteriormente, deve ser acrescentada uma outra mensagem - "A mãe pode ver se o seu filho pode ver", atribuindo importância ao facto de as mães terem um papel muito importante a desempenhar na manutenção de uma boa saúde ocular dos seus filhos. Deveria ser divulgada mais informação.

Calendário, local, frequência e publicidade do evento

Deveria realizar-se nas férias e não quando as crianças estão a fazer exames. O evento deve ser realizado em todas as escolas. Deve ser realizado ao ar livre para uma maior participação. O evento deve ser realizado com frequência, como uma ou duas vezes por ano. Deve ser feita mais publicidade do evento, especialmente nas escolas. O evento deve ser mais divulgado entre as pessoas comuns através de microfones em todos os distritos.

Cobertura mais alargada e possibilidade de reprodução

Deveria destinar-se a um público mais vasto, repartido por escolas e colégios, incluindo os analfabetos e outras pessoas desfavorecidas. Mais crianças e pais deveriam participar no evento. O evento deve ser alargado a zonas remotas onde, possivelmente, as pessoas não estão ou estão menos sensibilizadas para esta questão. O objetivo deve ser espalhar o evento por todo o Bangladesh. A questão da replicabilidade para aumentar a escala pode ser abordada através da divisão das actividades do Drishti Mela em sete segmentos, tal como discutido anteriormente na parte da revisão da literatura.

Planeamento

Deveria ser mais planeado e com bastante antecedência. Devem ser realizados debates preparatórios e deve ser dada mais atenção à comunicação de massas e ao envolvimento dos meios de comunicação social. A publicidade bem antes do evento permitirá obter uma audiência mais alargada.

Planeamento estratégico

Deve ser assegurado o envolvimento do departamento de saúde do distrito. Os doentes oftalmológicos devem ser sensibilizados e a sua participação no evento deve ser assegurada. Mais crianças devem ser envolvidas no seminário sobre alimentação saudável e equilibrada para crianças. Os pais devem ser sensibilizados para a consciencialização, prevenção e cura em relação à saúde dos olhos.

Prestação de serviços

Os exames oftalmológicos e as receitas médicas devem ser gratuitos. Deve também ser considerada a possibilidade de tratamento gratuito. Devem ser organizados campos de férias para os oftalmologistas. As pessoas com deficiência visual devem ser reabilitadas.

REFERÊNCIAS

SSIa, *Cegueira Infantil*, disponível em
http://www.sightsavers.org/What%20We%20Do/Causes%20of%20Blindness/Childhood%20
Blindness/World1448.html, Sightsavers International, Reino Unido, acedido em 03 de agosto de 2008

M A Muhit, S P Shah, C E Gilbert, A Foster (2007), *Causes of severe visual impairment and blindness in Bangladesh: a study of 1935 children*, International Centre for Eye Health, Clinical Research Unit, Department of Infectious and Tropical Diseases, London School of Hygiene and Tropical Medicine, Londres, Reino Unido, acedido em 08 de agosto de 2008

SSIb, *Causes of Childhood Blindness*, disponível em
http://www.sightsavers.org/What%20We%20Do/Causes%20of%20Blindness/Childhood%20
Blindness/What%20is%20Childhood%20Blindness/World4703.html, Sightsavers International, Reino Unido, acedido em 03 de agosto de 2008

Toitomboor (2006), *Actividades da Toitomboor no domínio da Oftalmologia***,** Toitomboor Yahoogroup Message # 34, disponível em http://groups.yahoo.com/group/toitomboor/message/34, acedido em 05 de agosto de 2008

Susan C. Scrimshaw (2006) , Culture, Behavior, and Health , International Public Health - Diseases, Programs, Systems, and Policies, Jones and Bartlet Publishers, Inc., USA

CHILD2015 (2008), *The role of primary schools in spreading health information,* CHILD2015 Group Message: , disponível em
http://www.dgroups.org/groups/CHILD2015/index.cfm?op=dsp showmsg&listname=CHIL D2015&msgid=868033&cat id=16780, 15 de agosto de 2008

The State of Health in Bangladesh 2007, Health Workforce in Bangladesh - Who Constitutes the Healthcare System? (2008), Bangladesh Health Watch, Bangladesh

Seven Activities For Enhancing The Replicability of Evidence-Based Practices - Part 4 in a Series on Fostering the Adoption of Evidence-Based Practices in Out-Of-School Time Programs, Allison J. R. Metz, Ph.D., Lillian Bowie, M.A., and Karen Blase, Ph.D., Publication #2007-30, October 2007, http://www.childtrends.org/files/child trends- 2007 10 01 RB Replicability.pdf

APÊNDICE - 1

<u>Formulário de questionário para os parceiros locais (organizações) do Drishti Mela</u>
(Traduzido da versão original em bangla)

A. <u>Dados organizacionais</u>

a) Nome da organização:

b) Ano de início:

c) Nome e designação do responsável pela organização:

d) Tipo de organização: *(assinalar com um círculo o número adequado)*

    1. ONG 2. Sociedade cooperativa 3. Organização voluntária

    4. Organização artística e cultural 5. Organização da juventude 6. Organização de cuidados de saúde

    <u>A.</u> Se outro, por favor escreva.............

e) Endereço da organização:

B. <u>Experiência em cuidados oftalmológicos</u>

a) .... Anos relacionados com a sensibilização

b) .... Anos relacionados com a prevenção

c) Anos relacionados com o tratamento e a cura

d) ...Anos relacionados com a reabilitação

C. <u>Descrição do Drishti Mela que a organização apoiou</u>

a) Data:

b) Local do evento:

c) Tempo:

D. <u>Forma de cooperação alargada ao Drishti Mela</u>
(assinalar com um círculo o número correspondente)

    1. Financeiro 2. Publicidade local e convite a convidados

    3. Seleção e convite do chefe e dos convidados especiais

    4. Selecionar e convidar os juízes para os concursos 5. Disponibilização do local do concurso

    6. Organização do local 7. Se outro, por favor escreva ....

E. <u>Êxito global do Drishti Mela</u> *(assinalar com um círculo o número adequado)*   *1234*

(1: Não satisfatório, 2: Um pouco satisfatório, 3: Satisfatório e 4: Absolutamente satisfatório)

F. <u>Informações divulgadas ao público</u> *(assinalar com um círculo o número adequado)*
1234

(1: Não satisfatório, 2: Um pouco satisfatório, 3: Satisfatório e 4: Absolutamente satisfatório)

G.   <u>Informação sobre qual a parte máxima</u> *(assinalar com um círculo o número adequado)*
   1234

(1: Sensibilização, 2: Prevenção, 3: Tratamento e 4: Reabilitação)

H.   <u>Em que medida o evento foi participativo?</u>
(Circundar o número correspondente) 1234

(1: Não satisfatório, 2: Um pouco satisfatório, 3: Satisfatório e 4: Absolutamente satisfatório)

I.   <u>Qual a relação custo-eficácia do acontecimento</u> *(assinalar com um círculo o número adequado) 1234*

(1: Não satisfatório, 2: Um pouco satisfatório, 3: Satisfatório e 4: Absolutamente satisfatório)

J.   <u>Presença de meios de comunicação social (impressos e electrónicos) no evento</u>
(assinalar com um círculo o número adequado) 1234

(1: Não satisfatório, 2: Um pouco satisfatório, 3: Satisfatório e 4: Absolutamente satisfatório)

K.   <u>Quais são os aspectos que precisam de ser melhorados para que o evento seja mais bem sucedido?</u>

Se tiver alguma questão relacionada com o inquérito, contacte o seguinte número: XXXXXXXXX

APÊNDICE - 2

Formulário de questionário para entrevista telefónica dos participantes no Drishti Mela

(Traduzido da versão original em bangla)

C. Dados pessoais

a) Nome: b) Sexo: M / F

c) N.º de telemóvel

d) Endereço:

e) Idade: *(O entrevistador assinalará com um círculo o número adequado)*

1-1213-1617-2526-40   Acima de 40

f) Habilitações literárias: *(O entrevistador assinalará com um círculo o número adequado)*

I-VVI-XHSCBacharelato   ou superior

g) Distância entre a residência do participante e o local de realização do Drishti Mela: *(O entrevistador assinalará com um círculo o número adequado)*

1-2 Kms3-5   Kms6-10   KmsMais   de 10 Kms

B. Descrição do Drishti Mela em que o participante participou

a) Data:

b) Local do evento:

c) Tempo:

C. Categoria de participação *(o entrevistador assinalará com um círculo o número adequado)*

a) Visitante normal b) Guardião c) Representante dos meios de comunicação social d) Concorrente
e) Se for outra coisa, por favor escreva.................

D. Os itens em que participou *(o entrevistador assinalará com um círculo o(s) número(s) adequado(s))*

a) Inauguração b) Vídeo Show c) Concurso de Desenho d) Concurso Escreva o que quiser

e) Quiz f) Sorteio g) Drishti Khela h) Teste de visão com o gráfico C

1) Distribuição dos prémios j) Discussão k) Se houver outro assunto, por favor
escrever ....

E. O item de que mais gostou *(o entrevistador assinalará com um círculo o número adequado)*

a) Inauguração b) Vídeo Show c) Concurso de desenho d) Concurso "Escreve à tua vontade

e) Quiz f) Sorteio g) Drishti Khela h) Teste de visão com o gráfico C

i) Distribuição dos prémios j) Discussão k) Se houver outro assunto, por favor
escrever...................

F. Quais são as coisas novas ou questões que aprendeu com o evento?
(O entrevistador assinalará com um círculo o(s) número(s) adequado(s))

1. Teste de visão simples sem médico
    (Se o inquirido menciona o C-Chart)
2. Alimentos para manter uma boa saúde ocular
    (Se o inquirido menciona Vit A, peixe pequeno e legumes)
3. Causas dos problemas oculares
    (Se o inquirido menciona um tratamento incorreto, um tratamento tardio ou outras doenças)
4. Necessidade de um exame oftalmológico regular
    (Se a necessidade existir, quantas vezes por ano, provisoriamente?)
5. Causas da cegueira
    (Se o inquirido menciona um tratamento incorreto, um tratamento tardio, outras doenças e cegueira de nascença)
6. As pessoas com deficiência visual (VI) podem efetuar algum trabalho?
    (Em caso afirmativo, dar alguns exemplos)
7. As pessoas com deficiência visual podem tornar-se amigas de pessoas com visão?
    (Sim ou Não)
8. O que fazer e o que não fazer nos problemas oculares
    (Se o inquirido menciona a ida a um oftalmologista ou a um hospital)

G. Informação sobre qual foi a parte máxima

(O entrevistador assinalará com um círculo o número adequado)

1.............................. 234

(1: Sensibilização, 2: Prevenção, 3: Tratamento e 4: Reabilitação)

H. Em que medida o evento foi participativo?

(O entrevistador assinalará com um círculo o número adequado)

.... 1234

(1: Não satisfatório, 2: Um pouco satisfatório, 3: Satisfatório e 4: Absolutamente satisfatório)

I. Quais são os aspectos que precisam de ser melhorados para que o evento seja mais bem sucedido?

APÊNDICE - 3

<u>**Esquema da entrevista semi-estruturada**</u>

Nome da organização:

Nome e designação da pessoa entrevistada:

Número de telefone de contacto:

Correio eletrónico:

A. Materiais existentes da BCC para a cegueira em geral, caso existam

B. Materiais existentes da BCC para a cegueira infantil, caso existam

C. Quais são os obstáculos ou factores limitantes em relação ao desenvolvimento de materiais BCC para a cegueira infantil?

D. Modos de comunicação existentes

E. Foi efectuada alguma avaliação ou apreciação dos materiais existentes da BCC para a cegueira infantil?

F. Como é que é desenvolvido - desenvolvimento interno ou atribuição de tarefas a terceiros

G. Existe alguma possibilidade de desenvolver localmente algum material IEC ou BCC?

APÊNDICE - 4

<u>Carta de autorização da Toitomboor</u>

5th junho, 2008

<u>Carta de autorização</u>

Para
Hasnain Sabih Nayak
Identificação do estudante: 0714005
Programa MPH
Sessão: 2007-2008
Escola de Ciências e Gestão Ambiental (SESM)
Universidade Independente do Bangladesh (IUB)
Daca

Caro Sr. Nayak,

Com referência à vossa carta datada de 1st de junho de 2008, temos a honra de vos informar que vos autorizamos a aceder a diferentes materiais e documentos que possam ser necessários para a vossa investigação conducente a uma dissertação para a obtenção do grau de Mestre em Saúde Pública na vossa universidade.

Agradecemos que partilhem connosco as vossas conclusões da investigação para melhorar ainda mais o Drishti Mela e que dêem o vosso valioso contributo para reduzir a cegueira infantil no país.

Desejamos-lhe sucesso na investigação e nos seus estudos.

Aguardamos com expetativa a oportunidade de trabalhar convosco neste domínio.

Com os melhores cumprimentos,

Sabih-ul Alam

Conselheiro Principal
TOITOMBOOR

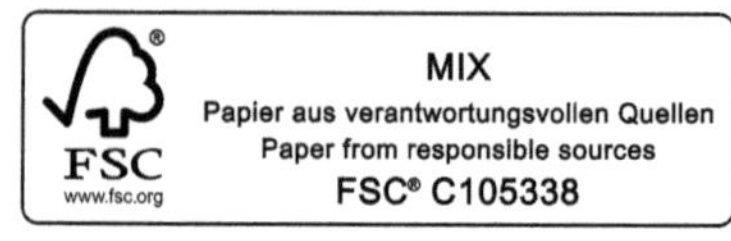

Printed by Books on Demand GmbH, Norderstedt / Germany